CHOLÉRA-MORBUS.

EXAMEN

DES CONCLUSIONS DU RAPPORT DE M. DOUBLE

SUR

LE CHOLÉRA-MORBUS,

(ADOPTÉES PAR L'ACADÉMIE ROYALE DE MÉDECINE, DANS SA SÉANCE DU 8 AOUT 1831).

PAR DUBOIS D'AMIENS, D.-M.-P.

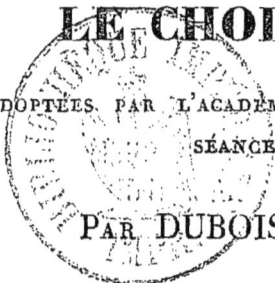

PARIS.

CHEZ BAILLIÈRE, LIBRAIRE,

RUE DE L'ÉCOLE DE MÉDECINE, Nº 13 BIS.

1831.

A MON AMI ET CONFRÈRE

LE DOCTEUR DEFERMON.

Vous n'êtes pas étranger aux grandes questions des épidémies : après avoir jugé avec impartialité tout ce qui a été écrit jusqu'à ce jour sur la fièvre jaune, après avoir justement apprécié tout ce qui se rattache à ce point de doctrine, vous êtes naturellement appelé sur le terrain d'une question analogue, si non identique, celle du choléra-morbus. C'est dans cette vue que je soumets à votre examen mon Examen des conclusions du rapport de M. Double sur cette maladie.

Sylvius Ambianensis.

EXAMEN

DES CONCLUSIONS DU RAPPORT DE M. DOUBLE

SUR

LE CHOLÉRA-MORBUS (1).

Je me propose d'examiner les conclusions ou plutôt le résumé du rapport de M. Double, paragraphe par paragraphe, afin de ne rien altérer, de ne rien omettre, et même de louer, à l'occasion, ce qu'il y a de louable dans ce travail.

Pour tous ceux qui ont quelqu'habitude de notre monde médical, il n'y a pas à s'y tromper : non-seulement la facture, le style de ce rapport appartiennent en propre à M. Double, mais encore les idées et les divers points de doctrine qu'on y trouve; de sorte que, pour la forme comme pour le fond, si on en excepte de légères modifications apportées par la discussion (modifications que nous ferons connaître), ce n'est pas le travail de la commission, encore moins celui de l'académie, c'est le travail du rapporteur que nous allons soumettre à notre examen.

Ceci était à dire préalablement à ceux qui ne savent pas que le rapporteur s'est à peu-près dispensé de consulter ses confrères de la commission pendant tout le temps qu'il a été à la besogne, pendant qu'il a tranché et taillé ce qu'on nomme les *documens*, et enfin, que s'il les a assemblés, c'était uniquement pour les prier de vouloir bien approuver et signer le fruit de ses veilles.

Je dois encore dire ici que c'est à dessein que je me suis servi du mot *résumé* : en effet, des conclusions ne pourraient

(1) Extrait du *Bulletin universel des sciences*, publié sous la direction de M. le baron de Férussac, cahier de juin 1831, section III.

être attaquées isolément, il faudrait apprécier avant tout la valeur des prémisses; si donc j'avais eu réellement à faire à des conclusions, mon examen aurait dû embrasser toute l'étendue du rapport, mais il n'en est pas ainsi: il était libre et commode à M. Double de renvoyer sans cesse, comme il l'a fait dans la discussion, ses confrères de l'académie, non-seulement au corps entier de son rapport qu'on avait oublié, mais encore à ses immenses documens que personne ne connaissait; c'était pour lui, je le répète, chose libre et commode; ici le raisonnement sera autrement conduit: nous distinguerons avec soin ce qui ressortira réellement des faits, ce qui constitera réellement une conclusion, de ce qui sera posé en fait, en un mot, de ce qui constituera une assertion.

Ceci une fois dit, abordons la discussion et voyons le premier paragraphe:

§1. « *Après des recherches laborieuses, après un examen prolongé des documens péniblement réunis, après une étude approfondie des auteurs qui ont décrit le choléra dans les contrées diverses où il a paru; après une analyse raisonnée et critique des faits nombreux rassemblés avec grande peine sur ce sujet, l'académie heureuse de répondre à ces faits et aux sollicitudes du public, se hâte de mettre au jour les résultats de ses délibérations.* »

Ceci fait sentir d'une manière très-fine l'immensité du travail élaboré par le rapporteur, et toute la capacité de son esprit: très-fine, dis-je, parce que cela est mis sur le compte de l'académie tout entière; aussi, ce paragraphe a-t-il passé sans discussion; chaque membre a été charmé d'apprendre qu'il avait fait des recherches laborieuses, qu'il avait examiné d'une manière prolongée les documens péniblement réunis, etc., etc., et d'autant plus charmé que le ministre devait savoir cela, et que le public le connaîtrait aussi; mais, après tout, et en y regardant de plus près, tout l'honneur en doit revenir à M. Double, et c'est de sa bouche que l'académie a appris qu'il a recherché *laborieusement,* qu'il a examiné *longuement* des documens réunis par lui *péniblement,* qu'il a étudié *profondément* les auteurs, qu'il a analysé *rationnellement* les faits nombreux rassemblés avec *grande peine,* etc., etc.

Tantæ molis erat. . . . .

Maintenant il y a quelque chose de plus curieux à examiner, l'académie se dit *heureuse*, vous comprenez bien, *heureuse*, de répondre à ces *faits* et aux *sollicitudes* du public; il est entendu que les sollicitudes du public et que les faits attendent quelque chose de la mission confiée à l'académie : quant aux faits, nous verrons s'il y a moyen de les contenter, car c'est probablement la science que M. Double a voulu dire, et on ne la contente guère que lorsqu'on lui fait faire un pas en avant; peut-être le lui a-t-on fait faire ; mais pour ce qui est des sollicitudes du public, de ses inquiétudes, de ses anxiétés, nous verrons bien aussi si par le fait de sa réponse l'académie doit s'estimer heureuse!

§ 2. « *Le choléra-morbus est une maladie très-anciennement connue, étudiée dans tous les temps et controversée par toutes les écoles.* »

Rien de nouveau, rien de spécial sur ce point. Eh ! bon Dieu, qui ne sait que le mal est aussi ancien que le monde ? qu'il n'est pas une maladie, peut-être, qui ne puisse se glorifier d'une antique origine ? Il en est, dit-on, que l'ancien monde a échangées avec le nouveau ; il en est qui ont disparu du sein des sociétés, tandis que de nouvelles ont surgi dans ces mêmes sociétés comme pour y combler un vide ; erreurs ! les noms changent, et voilà tout ; les cadres nosologiques se rétrécissent ou prennent de l'extension au gré des médecins, et tant que l'art de grouper des symptômes restera dans la science, les individualités morbides n'auront rien de fixe, rien de déterminé, toujours on leur trouvera des types dans les écrits des anciens. *Étudiée dans tous les temps*, dit M. Double, *et controversée par toutes les écoles :* le rapport académique poursuit lui-même la controverse, comme nous le verrons plus tard, car il n'est que l'expression assez pâle d'une école, de l'école de Montpellier, dont le rapporteur a sucé le lait : aussi l'esprit de parti l'a-t-il empêché de sortir du dédale des controverses. Mais n'anticipons pas sur l'ordre des paragraphes.

§ 3. « *Nos classiques l'ont tour-à-tour signalé à l'état de maladie sporadique, se montrant en tout temps isolément, et n'attaquant qu'un seul individu, ou du moins n'en attaquant qu'un très-petit-nombre.* »

§ 4. « *A l'état de maladie catastatique, dit de petite épidémie, attaquant plusieurs individus à-la-fois sous l'influence d'une constitution médicale , prononcée et prolongée tout ensemble, »*

§ 5. *A l'état de maladie endémique ou de maladie née sous l'influence de localités particulières aux climats chauds , ainsi qu'on le voit dans l'Orient, dans l'Inde , en Italie , etc. »*

Tout cela est connu et rebattu , tout cela n'est dit que pour faire de la science, ou plutôt du remplissage. La France vous demande, à vous corps savant et rétribué de ses deniers, des secours prompts et efficaces contre un fléau qui la menace , contre un fléau qui décime les populations voisines, et vous lui répondez que cette maladie est très-anciennement connue, que nos classiques l'ont tour-à-tour signalée à l'état sporadique, catastatique, endémique, etc. !! Eh quoi! resterons-nous à jamais plongés dans une vaine scholastique ? Les médecins , disait Molière, savent pour la plupart de fort belles humanités, ils savent nommer en grec toutes les maladies , les définir et les diviser , mais pour ce qui est de les guérir.... Certes, si on jugeait de l'état actuel de la médecine d'après le rapport de M. Double , on verrait que c'est déjà beaucoup nous accorder que de dire que nous savons les *définir*; et quant au traitement, attendons les paragraphes thérapeutiques de M. Double et nous verrons quelque chose de rare.

Je reviens à la question : ces trois paragraphes expriment des faits, dira-t-on, d'accord; mais est-il besoin de recherches laborieuses, d'études approfondies , d'analyse raisonnée et critique, etc., pour nous apprendre que le choléra, comme une foule d'autres maladies, attaque çà et là quelques individus, règne plus particulièrement en certains lieux, et sévit parfois sur les masses ? Ce qui demandait réellement des recherches laborieuses et des études approfondies, c'est le *pourquoi*, c'est la cause de ces modifications imprimées à une même maladie; et ici deux belles questions, deux questions larges et grandes : 1° quelles sont les dispositions locales qui entretiennent le choléra dans l'Orient, dans l'Inde et en Italie ? 2° Quelle est la nature de cette constitution médicale , de cette constitution prononcée et prolongée tout ensemble, sous l'influence de laquelle le choléra attaque un grand nombre d'individus à-la-fois ? Ces questions, je me plais à le dire, eussent été dignes d'un corps savant, et si l'académie avait pu répondre à ces faits, je crois que vraiment alors elle eût pu s'estimer heureuse et permettre à M. Double de l'annoncer à la France.

Dire tout simplement que le choléra naît et se perpétue sous l'influence de localités *particulières* aux climats, et qu'il attaque plusieurs individus à-la-fois sous l'influence d'une constitution médicale, sans donner la moindre notion sur cette particularité des localités et sur les conditions de cette constitution, c'est avouer qu'on n'en sait pas plus sous ces rapports que le commun des hommes, c'est faire une remarque juste, si l'on veut, mais vulgaire, banale et réellement peu scientifique.

Il se passera sans doute encore beaucoup de temps avant qu'on ne puisse indiquer les causes qui font rentrer telle région du globe plutôt que telle autre dans le domaine habituel du choléra-morbus ; avant qu'on ne puisse dire pourquoi telles contrées de l'ancien et du nouveau monde, parfaitement analogues, soit au delta du Gange, soit au Bas-Bengale, et sous le rapport de toutes les conditions physiques de l'air, et sous le rapport des dispositions du sol, se sont toujours trouvées exemptes de ce fléau.

Voulez-vous en effet l'humidité combinée à la chaleur ? allez aux Antilles, au Brésil et sur le littoral du Pérou ; voulez-vous l'humidité combinée au froid ? suivez tout l'occident de notre Europe, la Prusse, la Hollande, l'Angleterre, etc.

Voulez-vous enfin des alternatives continuelles de chaud et de froid ? voyez presque tout le continent du Nouveau-Monde, et une immense étendue de la presqu'île africaine. Les analogues ne vous manqueront pas, et cependant jamais le choléra n'a établi dans ces lieux son domaine géographique, en d'autres termes, on ne l'y a jamais observé à l'état endémique.

Si maintenant vous prétendez trouver quelque analogie entre la fièvre jaune et le choléra-morbus, soit sous le rapport des caractères phénoménaux, soit sous celui des résultats anatomiques, je vous demanderai, avec M. Lévicaire, pourquoi la ligne des équinoxes a toujours été une barrière insurmontable à cette épidémie. Devrait-on l'attribuer, dit ce médecin, à ce que ce fléau affecte les contrées les plus chaudes ? Mais le Brésil et le Pérou sont infiniment plus chauds que les États-Unis : et en outre ils offrent aussi des alternatives de chaud et de froid, et ils sont très-humides. La direction des vents, poursuit ce médecin, jouerait-elle ici un rôle essentiel ? mais les vents régnant sur la côte sud-ouest de l'Amérique du sud sont sud-

ouest, ils viennent de la pleine mer ; c'est comme aux Antilles
où les vents alizés viennent du large. L'élévation du pays y
serait-elle pour quelque chose ? non : Avica est sur un littoral
maritime bas, et qui pis est, sous le vent d'un morne et d'un
îlot couverts d'un amas si épais de fiente d'oiseaux de mer que
l'air en est infecté dans une grande étendue ; Avica cependant
n'a jamais été visité par la désolante maladie dont nous parlons.
Quilia est sur la côte et près d'une rivière, il y fait extrème-
ment chaud, et la maladie ne s'y montre jamais. Voici des faits,
et il faut de l'indépendance pour les citer, car ils ne parlent en
faveur d'aucun système, ils détruisent des applications favori-
tes, en un mot, ils nous ramènent à notre ignorance première.
En face de tels faits, je le demande, que deviennent ces théo-
ries emphatiquement prônées ?

La peste, dit M. Pariset, a son berceau dans le delta du
Nil, parce que l'homme en a banni l'ancienne sagesse, parce
qu'il a renoncé à l'embaumement des corps qui est une pratique
d'hygiène ; dans l'antiquité, selon lui, on ne prenait tant de
soins de la conservation des morts, que pour assurer celle des
vivans. C'est donc uniquement à l'art de l'embaumement que
M. Pariset attribue l'avantage dont ont joui les anciens Égyp-
tiens, de ne pas connaître la peste ; c'est dans l'abandon qu'en
ont fait leurs successeurs, c'est dans la malpropreté dans laquelle ils passent leur vie, qu'il voit la cause du redoutable
fléau qui les dévore.

Le choléra-morbus, dit M. Double, revient tous les ans à
Madras, au Bengale et à Bombay ; la chaleur y est très-élevée
pendant le jour, les nuits y sont froides et humides, les alternatives sont continuelles. La fièvre jaune, dit un autre, ravage
habituellement les Antilles et le littoral du golfe du Mexique ;
les habitans de toutes ces contrées sont comme plongés dans
une sorte de bain de vapeur tantôt chaude tantôt froide, ils
sont misérables, malpropres, agités de passions ardentes, etc., etc.
Mais M. Levicaire nous apprend encore qu'à Lima la malpropreté et la misère des dernières classes n'est pas moins remarquable, qu'on y laisse, dans les rues, des chiens, des ânes et
des mulets morts se putréfier, sans même enlever les ossemens
après que les animaux de proie les ont dévorés ; il s'en faut
aussi que tous les cadavres humains y soient couverts de terre

dans le cimetière qui n'est qu'à une petite distance de la ville ; l'humidité de l'atmosphère y est excessive et constante , le ciel toujours chargé de nuages ne permet que difficilement aux rayons du soleil d'arriver jusqu'au sol ; enfin on n'y ressent point de ces fortes brises qui renouvellent l'air et s'opposent à la stagnation des miasmes ; avec tout cela et comme pour donner un démenti à tous les étiologues, non-seulement on ne voit ni peste d'Orient , ni choléra-morbus , ni fièvre jaune à Lima , mais on n'y voit pas même de ces affections dites embarras gastrique , fièvres bilieuses , etc. , etc. , apanage ordinaire , dit-on , d'une semblable constitution atmosphérique.

La conclusion de tout ce que je viens de dire, c'est que nos classiques n'ont jeté aucune lumière sur l'étiologie du choléra-morbus , sur sa nature et sur sa thérapeutique , en le signalant tour-à-tour à l'état sporadique , catastatique et endémique , et que l'académie, en nous rappelant les observations de nos classiques , n'a rien ajouté à la science sur ce point , en d'autres termes , n'a rien répondu *aux faits.*

§. 6. « *Nos classiques l'ont encore signalé à l'état d'affection symptômatique ou de série accumulée de symptômes liés intimement à diverses maladies aiguës : telles que les fièvres bilieuses graves , les fièvres typhoïdes , la fièvre jaune , les fièvres intermittentes , remittentes , pernicieuses , etc.*

Voici qui devient plus intéressant encore , car il ne faut pas s'y tromper, le rapporteur commence à y mettre du sien. Comment! le choléra est quelquefois une *série accumulée* de symptômes ! Nos classiques ont dit cela ! Pour le coup c'est ici que le grand pontife de la doctrine physiologique crierait à bon droit à l'ontologie : et l'académie a laissé passer cela ! Remarquez bien cette définition : le choléra-morbus symptômatique est une série accumulée de symptômes liés intimement à diverses maladies aiguës. Ne semble-t-il pas en vérité que la pathologie soit comme un vaste réceptacle, comme une immense sentine , un amas confus de symptômes variés et indépendans , et que chaque médecin puise dans ce magasin tout ce qui lui convient pour former ce qu'il nommera des individualités morbides , qu'il assemble, taille et divise à son gré tous ces élémens pour en former des familles , des genres , des espèces et des variétés ? Notez qu'il faut que les symptômes accumulés soient liés, n'importe comment, à une affection aiguë, de sorte que si un individu en proie à un typhus, à une fièvre jaune, ou même à une fièvre intermittente pernicieuse, éprouve, ce qui n'est pas rare dans ces maladies, des douleurs épigastriques, des vomissemens répétés, des selles fréquentes et des crampes, il faudra dire aussitôt qu'une nouvelle individualité morbide vient de s'emparer de lui; il faudra dire que, indépendamment du typhus, de la fièvre jaune, etc., il a de plus une maladie que nos classiques ont signalée à l'état de série accumulée de symptômes, qu'il a enfin le choléra-morbus!

Il faut le déclarer franchement, avec cette manière de raisonner il n'y a pas de médecine possible, il n'y a pas le moindre progrès à espérer, toute notre science consiste dans un vain babil, dans un arrangement de phrases insignifiantes.

§ 7. « *Dans ces différentes circonstances et sous ces diverses conditions le choléra ne s'est jamais montré transmissible, jamais il ne s'est étendu au-delà des causes qui l'avaient provoqué, amais il n'a franchi les limites dans la sphère desquelles il s'était manifesté. D'où cette conclusion rigoureuse, que le choléra n'est pas primitivement, naturellement et essentiellement transmissible.* »

Il y a dans ce seul paragraphe prétendu *rigoureux* une longue série d'assertions hasardées et de suppositions gratuites. D'abord de quelles circonstances et de quelles conditions veut-on parler? Il vous serait absolument impossible de les désigner : quand les prémisses sont inconnues, la conclusion peut-elle être rigoureuse? Tantôt le choléra, avez-vous dit, attaque quelques individus isolés, tantôt il en attaque plusieurs à-la-fois, tantôt enfin il affecte certaines contrées plutôt que d'autres; je sais que tout cela suppose des circonstances et des conditions, mais quelles sont-elles? Sous quelles conditions le choléra éprouve-t-il ces modifications? Quelles sont les causes de ces divers modes? Vous ne les connaissez pas plus que moi, vous ne les soupçonnez même pas, et de ce que vous ignorez vous inférez rigoureusement que le choléra ne s'est jamais étendu au-delà des causes qui l'avaient provoqué! Que jamais, dans ces trois cas, il n'a franchi les limites dans la sphère desquelles il s'était manifesté! Mais, encore une fois, quelles sont donc ces causes au-delà desquelles il ne s'est jamais étendu, quelle est cette sphère dont il n'a jamais franchi les limites?

Lorsque le choléra est sporadique, vous lui supposez des causes, et cela chaque fois qu'il se montre, peu importe le lieu, la saison et toutes les circonstances appréciables, vous vous gardez bien de dire, sous peine d'inconséquence, qu'il s'agit d'un choléra étendu au-delà des causes qui l'ont provoqué ; mais quand cela serait, le moyen de le reconnaître ?

Maintenant, sous l'influence de votre constitution médicale, constitution dont vous ne connaissez aucun des élémens, bien que vous la disiez *prononcée* et *prolongée tout ensemble ;* constitution enfin que vous supposez pour rendre raison d'effets géraux, mais qui, après tout, n'est pour vous, comme pour nous, qu'un x algébrique ; sous l'influence de cette inconnue, dis-je, plusieurs individus à-la-fois sont atteints du choléra-morbus ; suivant vous, ces individus, quelque nombreux qu'ils soient, sont tous dans les limites de la sphère en question. Mais bientôt, dans une contrée voisine, et sous une température qui peut être différente, plusieurs individus sont également frappés à-la-fois de la même maladie ; or, maintenant, est-ce la sphère qui s'est agrandie ? et dans ce cas, comment le constater ? Est-ce une constitution médicale analogue qui s'est prononcée et prolongée dans cet autre pays ? et, dans ce cas, comment le vérifier ? Ou bien, enfin, le choléra y a-t-il été importé, transmis, communiqué indépendamment de toute constitution médicale ? et, dans ce cas, comment le nier ?

Ce n'est pas tout, considérée sous le rapport endémique la question n'offre pas moins de difficultés. Dans l'Orient, dans l'Inde, dans l'Italie, etc., le choléra, dites-vous, règne sous l'influence de localités particulières, il y a là des causes locales qui le provoquent, il y a des limites dans la sphère desquelles il se manifeste ; fort bien, mais pourquoi ne se montre-t-il pas partout où les conditions de localité sont les mêmes? partout où la chaleur et l'humidité, où le froid et l'humidité sont portés à un degré égal ? partout où les populations sont en même-temps agglomérées, misérables, malpropres, etc., etc. ? Quelles sont donc, enfin, ces causes et cette sphère mystérieuse? Toutes ces questions, vous ne pouvez le nier, sont également insolubles pour vous, et poussé dans tous vos retranchemens, vous allez recourir, je le sais, au το θειον, au *quid divinum* d'Hipp., ce qui équivaut complètement au *que sais-je?* de Montaigne, et c'est sur un échafaudage aussi hypothétique que vous avez cru bâtir un raisonnement péremptoire! C'est après avoir émis toutes ces suppositions, après vous être servi d'un langage aussi peu exact, c'est enfin après avoir posé des prémisses aussi incertaines, aussi vagues, je pourrais dire, aussi nulles, que vous vous êtes cru fondé à tirer une conclusion rigoureuse!

D'où cette conclusion rigoureuse, que le choléra n'est pas primitivement, naturellement, essentiellement transmissible.

Mais quelle est la nature du choléra considéré primitivement, naturellement et essentiellement? Il est vraiment impossible de faire un pas dans votre raisonnement rigoureux, sans tomber d'incertitudes en incertitudes : il paraîtrait, d'après ce paragraphe, qu'il y a un choléra assez benin, le choléra primitif, naturel et essentiel, puis qu'il en est un autre beaucoup plus redoutable, transmissible, contagieux, le choléra secondaire, non naturel, non essentiel. Reste à savoir comment on doit classer sous ce rapport les choléra sporadique, catastatique, endémique, etc., etc., et reste enfin à savoir, et cela est le plus important, reste à savoir, dis-je, si le choléra pour lequel tout le rapport est fait, est ou n'est pas transmissible; que nous importe, après tout, que primitivement, naturellement et essentiellement ce fléau ne soit pas transmissible, si, par l'effet de causes que le rapport ne signale pas, si, par l'effet de modifications qui ne sont nullement indiquées dans le rappport, ce choléra dégénéré est devenu transmissible? Résumons-nous : le rapporteur se déclare nettement pour la négative quant au fait abstrait et théorique, et cela en se livrant à un raisonnement vicieux; il pose en fait une opinion oiseuse et impossible à prouver, et quant au fait réel, utile et pratique, quant à la question d'application, à la question dont la solution est demandée par l'autorité et attendue par la société tout entière, savoir: si le choléra qui nous menace est ou n'est pas transmissible, nous verrons plus tard que le rapporteur finit par dire qu'il n'en sait rien.

§ 8. « *A cela près de l'intensité, de la gravité, de la rapidité et des dangers, le choléra épidémique diffère peu du choléra ordinaire si anciennement connu. Disons : le choléra épidémique de l'Inde est, quant aux symptômes, le choléra des anciens. Les nombreuses descriptions que nous en possédons, comparées à la description laissée par Arétée , en font foi suffisante. Il n'est pas moins constant que le choléra observé en Russie , offre les mêmes symptômes que le choléra de l'Inde ; enfin , en Pologne , le choléra n'a pas non plus un autre caractère. »*

Ce paragraphe tend à prouver que le choléra qui nous avoisine est identiquement le même que tous les choléra observés jusqu'à ce jour , et que moyennant certaines petites conditions il pourrait ne pas être transmissible, puisqu'au dire du rapporteur, il ne l'est pas essentiellement, primitivement et naturellement. Il est vraiment fâcheux de ne pas connaître les modifications de transmission.

A cela près , dit M. Double, de *l'intensité*, de la *gravité*, des *dangers*, de la *rapidité*, etc., le choléra épidémique diffère peu du choléra ordinaire , ce qui signifie qu'il est identiquement le même , car ces différences plus variées dans le choix des expressions que dans celui des idées ne portent point sur sa nature, mais uniquement sur sa marche et sur la fréquence relative des terminaisons funestes. Aussi le rapporteur reprend-il d'un ton magistral : disons : le choléra épidémique de l'Inde est , quant aux symptômes , le choléra des anciens (c'est-à-dire le choléra ordinaire). Je voudrais bien savoir quant *à quoi* il ne serait pas ce choléra; quels sont en effet les élémens d'une maladie? M. Double aurait dû nous en dire quelques mots. Il a trouvé , ci-dessus , qu'une *accumulation* de symptômes suffisait pour constituer une maladie, et même pour enter une maladie sur une autre; ici il laisse soupçonner que des maladies peuvent être différenciées esssentiellement par autre chose que par les symptômes ; je le répète , il aurait dû nous dire le fond de sa pensée ; ce point de doctrine méritait d'être éclairci. Telle école , pour faire connaître une individualité morbide , commence par en tracer l'étiologie, puis elle en expose les symptômes , puis le diagnostic, le pronostic, les terminaisons, et enfin les résultats anatomiques ; telle autre école prend le contrepied, elle donne d'abord les résultats cadavériques qu'elle qualifie de *caractères* , comme pouvant constituer à eux seuls les maladies et d'une manière positive , puis elle donne les symptômes auxquels ils correspondent ou ne correspondent pas , puis l'appréciation de la gravité de ces symptômes, puis enfin les causes probables.

Mais, en tenant compte de tout cela, je répète ma question, ou sont les élémens premiers et constituans de la maladie ? Les causes sont en dehors de l'organisme, le dignostic et le pronostic appartiennent à l'esprit du médecin; quant aux prétendus caractères anatomiques, il ne faut pas y songer dans une maladie qui n'a parfois qu'une durée de quelques heures; la preuve en est que ces caractères, qui ne sont après tout que des résultats pathologiques, quelquefois même simplement des résultats cadavériques, ou manquent entièrement dans le choléra morbus, ou sont tellement variés et opposés, dans des cas où les symptômes ont été identiques, que jusqu'à présent il a été impossible d'en tenir compte. Reste donc uniquement les symptômes dans le système de M. Double; mais il y a autre chose derrière ces symptômes qui ne sont, en réalité, que les expressions de la réaction organique, réaction plus ou moins vive, plus ou moins puissante, c'est-à-dire, plus ou moins efficace, plus ou moins heureuse. Mais le rapporteur n'a pas abordé ces questions, et il résulte des idées qu'il a émises jusqu'à présent que tous les choléra du monde sont identiques. Quoiqu'il en soit de cette assertion, notre dessein n'est pas de la nier ici, et si, comme il le dit, le choléra observé en Russie offre les mêmes symptômes que le choléra de l'Inde; si en Pologne le choléra n'a pas d'autres caractères, nous admettrons bien volontiers que choléra des anciens, choléra de l'Inde, choléra de la Russie, de Pologne, de Prusse, d'Autriche, etc., etc., tout cela est la même chose.

Le nom d'Arétée, pour le dire en passant, n'est ici que pour donner du relief au paragraphe, pour lui donner quelque parfum d'antiquité ; c'est la citation obligée dans le genre descriptif, car la description d'Arétée n'a rien de bien merveilleux, et ici, comme dans tous les cas où l'on veut en médecine s'appuyer de l'autorité des anciens, rien n'a été plus facile, tant la matière est extensible, que de faire concorder les choses, que de dire pour cela, comme pour toute autre chose, *la description antique en fait foi.*

§ 9. « *En Russie, comme dans l'Inde, le choléra se trouve assez bien défini dans les symptômes suivans, et on pourra toujours le reconnaître à ces traits : douleurs épigastriques, anxiétés, vertiges, voinissemens répétés, selles fréquentes, les matières* 'rendues d'abord composées de substances récemment ingérées, mais se montrant bientôt fluides, blanchâtres, crémeuses, crampes violentes, contraction des deux extrémités supérieures et inférieures, refroidissement du corps, suppression d'urines; la peau des pieds et des mains pâle, humide et ridée, décomposition des traits, face hippocratique, affaiblissement et disparition complète du pouls, absence totale de fièvre »

Voilà du moins quelque chose sur le choléra-morbus, mais aussi voilà tout ce qu'on sait d'un peu positif sur cette maladie; tout le reste, et nous le verrons bien dans la suite de cet examen, tout le reste n'est que suppositions, conjectures et hypothèses plus ou moins subtiles, plus ou moins ingénieuses, et même, j'en suis fâché pour M. Double que cela concerne, plus ou moins ridicules.

Voilà à quoi se bornent toutes nos connaissances prétentieuses relativement à cette maladie; depuis qu'on s'est avisé d'observer, depuis que les médecins ont consigné leurs observations dans des livres, on sait que l'homme peut éprouver tout à coup et au milieu de circonstances variées, des douleurs épigastriques, des anxiétés, des vertiges, des vomissemens répétés, des selles fréquentes, etc., etc.; et que dans une proportion effrayante ces symptômes peuvent se terminer par une mort assez prompte; on sait que ces symptômes se sont montrés et se montrent encore chez quelques individus isolés, qu'ils sévissent surtout dans certaines contrées, qu'ils frappent aussi parfois sur un grand nombre d'individus, que tout récemment, enfin, des populations nombreuses en ont été successivement frappées à partir des bords du Gange jusqu'à la mer Baltique et jusqu'aux rives du Danube. Je le répète, voilà tout ce qu'on sait de réel sur cette maladie, son historique ne compred rien autre chose : ces symptômes sont restés dans la mémoire des peuples qui les avaient éprouvés, ils en ont fait le tableau aux nations voisines, ils l'ont transmis à leurs descendans, et quant aux médecins de toutes les époques, de tous les pays, ils n'ont eu d'autre mérite que d'avoir retracé ces symptômes dans leurs écrits, que d'en avoir formé une individualité morbide, et de lui avoir donné le nom de *choléra-morbus;* sauf à y ajouter, pour l'honneur de la science, une étiologie hypothétique, des définitions absurdes et des épithètes savantes, telles que *spora-*

dique , catastatique , etc. , etc., suivant que quelques individu'
ou plusieurs. . . . . . . mais on sait tout cela *usqué ad nauseam.*

Maintenant, le rapport de M. Double à la main , et fort du
résumé de tout ce qui a été écrit jusqu'à présent sur le choléra-
morbus , je défie qui que ce soit de me prouver que nous savons quelque chose de plus , quelque chose de rigoureux , de
positif , abstraction faite de ce groupe de symptômes. Nous
avons déjà vu dans l'examen des paragraphes précédens , que
les causes générales et particulières , éloignées et prochaines ,
etc. , etc. , nous sont inconnues; plus tard nous verrons que
sur la nature de cette maladie les idées de M. Double sont plus
que ridicules , et nous verrons enfin que , relativement au traitement , il s'est permis de faire une véritable mystification. Pour
ce qui est du paragraphe actuel, il offre une peinture assez
exacte de ce qu'on est convenu de nommer choléra - morbus ;
mais le rapporteur a tort de dire que cette peinture définit
assez bien le choléra-morbus : ce n'est pas définir une maladie
que d'en offrir en raccourci les symptômes les plus saillans ,
et d'ailleurs , si M. Double pense réellement que le choléra-
morbus est *assez bien* défini par cet exposé de symptômes ,
pourquoi en donne-t-il plus loin (parag. 19) une définition si
plaisante ? pourquoi s'est-il plu à tourner ainsi en dérision la
métaphysique de Montpellier ? Quoi qu'il en soit, rendons justice à cette partie du travail académique , les symptômes cul-
minans du choléra sont bien tracés , les traits principaux sont
bien rapprochés , en un mot, il serait impossible de ne pas reconnaître dans cette peinture tous les indices du choléra-morbus des auteurs : qu'il soit, du reste , sporadique , ou catastatique (petite épidémie), endémique , ou enfin largement épidémique , ancien ou moderne , asiatique ou européen , etc. , etc. ,
il serait impossible , dis-je , de ne pas reconnaître à ces traits
l'être conventionnel nommé choléra , à moins cependant d'être
un pur néophyte de la doctrine physiologique , car alors on
reconnaîtrait encore ici l'inévitable protée morbifique , sous une
forme effrayante , c'est-à-dire la *gastro-entérite.*

§ 10. « *Sur ce point, la symptomatologie du choléra épidémique , tous sont d'accord. Dans les Indes orientales , en Russie , en Pologne , etc., partout les descriptions sont identiques.* »

Je le crois bien ! on ne peut être d'accord que sur des faits

d'observation constans et positifs ; or, dans le choléra épidémique ou non , il n'y a de constamment et de positivemeut re-
produits que les symptômes précédemment énumérés : hors de
là tout est variable , tout est hypothétique, contradictoire ,
médical enfin : c'est que, pour ce qui est des symptômes, c'est là
nature qui les exprime , qui les reproduit, qui les dessine plus
ou moins fortement; tandis que , pour ce qui est des causes , de
la nature essentielle et du traitement , c'est le médecin qui in-
tervient , qui suppose , qui raisonne et qui finit par tirer des
conclusions du genre de celles de M. Double.

Après tout, cependant, ce paragraphe n'est pas sans mérite
(j'ai promis de louer à l'occasion ce qu'il y a de louable), il
contient même un aveu fort remarquable , c'est que si les opinions sous le rapport de l'étiologie , des résultats anatomiques
(aucuns disent caractères) et de la thérapeutique divergent
d'une manière si désespérante suivant les époques, suivant les
écoles et suivant les pays, il est constant que sous le rapport
de la symptomatologie , tous sont d'accord : dans les Indes , en
Russie , en Pologne, etc. , etc. , partout les descriptions sont
identiques. J'ai indiqué plus haut la cause de cet accord una-
nime et j'y reviens encore, c'est qu'on n'a eu d'autre rôle que
celui de copier , de décrire, et que sur ce point, du moins , on
s'est abstenu de raisonner : peut-être est-ce ici le cas de dire,
qu'en semblable matière le raisonnement finit par bannir la
raison.

§ 11. « Rien n'est plus variable , au contraire , que les relations
transmises sur les caractères nécroscopiques de la maladie. Une
méditation approfondie d'un très-grand nombre de cas particuliers d'ouvertures cadavériques que nous avons eus sous les yeux,
mènent aux résultats suivans. »

Cette maladie n'a donc réellement pas de caractères nécroscopiques? Les paragraphes suivans prouveront jusqu'à l'évidence
que l'expression de caractère ne convient nullement ici, qu'elle
implique même contradiction : ce serait en effet une maladie
singulièrement caractérisée que celle qui le serait par des lésions nécroscopiques n'ayant aucun caractère arrêté! (parag. 13.)
Telles sont cependant les expressions de M. Double, tant il
est vrai qu'en voulant faire quelque chose de rien , il a dû iné-
vitablement tomber dans l'absurde.

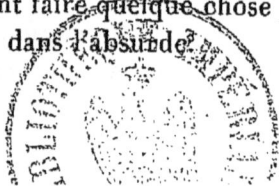

**

Après avoir médité d'une *manière approfondie*, et M. Double ne médite pas autrement, sur tout ce qu'on a dit et sur tout ce qu'on dit encore touchant les lésions nécroscopiques dans le cas qui nous occupe, le rapporteur aurait dû voir qu'il n'y avait rien à faire de rigoureux sous ce rapport; qu'une maladie tellement aiguë que parfois elle emporte les malades dans l'espace de quelques heures, ne peut laisser de traces matérielles constantes dans l'économie, que cela est indiqué par le simple bon sens, et conséquemment que le parti le plus sage était de se taire; pas du tout, M. Double a promis un rapport et trente-sept conclusions; eh! bien, qu'en est-il résulté? C'est, qu'après avoir longuement rapporté dans le corps de son travail toutes les variantes nécroscopiques données par les auteurs *dignes de foi*, M. le rapporteur nous dit gravement qu'une méditation approfondie d'un très-grand nombre de cas particuliers d'ouvertures cadavériques qu'il a eus sous les yeux, l'a mené aux résultats qui suivent, et ces résultats forment la matière de sept paragraphes distincts, ce qui, pour M. Double, donne un bénéfice net de sept conclusions.

Ainsi, qu'il y ait quelque chose ou qu'il n'y ait rien, qu'il y ait des indices matériels de maladies ou qu'il n'y en ait pas, toujours est-il que M. Double, et c'est ici que nous devons admirer la souplesse de son esprit, toujours est-il, dis-je, qu'il trouvera des *résultats* positifs ou négatifs, peu importe; il en trouvera même assez pour les ranger sous sept chefs principaux, sauf à varier sept fois les expressions si la même idée se représente sept fois. Voyons ces résultats, fruits d'une méditation approfondie.

§ 12. — I° « *Les lésions pathologiques contractées à la suite de la mort causée par le choléra dans l'Inde, aussi bien qu'en Russie et en Pologne, sont légères, variables, diverses ou même opposées.*»

Que signifie d'abord, dans l'esprit de M. Double, des lésions pathologiques contractées *à la suite* de la mort causée par le choléra? Si réellement il entendait, ce que je ne suppose pas, que ces lésions eussent été contractées à la suite de la mort, ces lésions ne seraient pas pathologiques, mais bien cadavériques, et dès-lors peu importerait que cette mort eût été causée, comme il le dit, par le choléra; si au contraire il entend, comme je le suppose, que les lésions ont été déterminées par le fait de la

maladie, elles sont réellement pathologiques; mais il s'est
servi d'un langage si peu exact, que le lecteur en est réduit aussi
à faire des suppositions. Quoi qu'il en soit, ces lésions sont légères, variables, diverses et même opposées! On conçoit qu'a-
près ce premier résultat il faut de l'adresse pour en amener six
autres ; soyons tranquilles, nous les aurons.

§ 13. — 2° « *Dans un système d'organes donné, dans le cerveau
et ses dépendances, dans le tube digestif et ses annexes, dans le
cœur et les gros vaisseaux qui en partent, ces lésions n'ont point
de siège fixe ; encore moins ont-elles un caractère arrêté.* »

Ici arrivent des systèmes d'organes donnés, *exempli gratiâ*,
ou plutôt, comme on le dit vulgairement, pour allonger la
courroie, et pour en imposer aux profanes, car, après tout, que
font là le cœur et les gros vaisseaux qui en partent ? Vous avez
donné comme premier résultat que les lésions sont variables,
diverses et même opposées ; n'est-ce pas avoir dit implicite-
ment qu'elles n'ont point de siège fixe? Qu'est-il besoin d'amener
ici des systèmes d'organes donnés ? Irait-on penser que ce siège
puisse se trouver hors de l'économie? Mais, il fallait faire de la
science, jeter un coup-d'œil d'aigle sur les grands appareils de
l'organisme, et tout cela pour finir par nous dire que ce que
les caractères nécroscopiques ont de moins, c'est un caractère
arrêté! Conclusion grave assurément et qui ne demandait rien
moins qu'une méditation approfondie ; ainsi, grace aux travaux
du rapporteur, grace à la sagacité de son jugement, nous savons maintenant à quoi nous en tenir sur l'anatomie pathologique du choléra-morbus, nous savons que les caractères nécroscopiques de cette maladie n'ont aucun caractère arrêté.

Deuxième résultat.

§. 14. — 3° « *Dans un grand nombre de cas, les observateurs les
plus scrupuleux affirment n'avoir trouvé aucune altération appréciable.* »

C'était déjà beaucoup, c'est-à-dire bien peu, pour des caractères nécroscopiques, que de n'avoir aucun caractère arrêté,
mais il y avait encore quelque chose de plus, c'est-à-dire, de
moins, c'était de ne pas exister du tout, et nous y voilà : il est
constant que dans un grand nombre de cas les caractères ne
se sont pas montrés d'une manière *appréciable* ; c'est que,
peut-être, il s'agissait d'altérations des *impondérables*, et on

**

sent qu'il faudrait une bonne vue pour apprécier de semblables caractères nécroscopiques : ceci n'est pas une plaisanterie, non-seulement on a admis matériellement dans l'économie animale des corps impondérables chargés de concourir aux fonctions, mais l'école anatomo-pathologique a été jusqu'à affirmer sérieusement que les impondérables peuvent être malades, lésés ; il est bien vrai que tout cela ne se voit pas , ne se conçoit même pas , mais on y trouve bien plus de raison que dans l'idée de l'immatérialité des forces vitales. Revenons à notre paragraphe : en certains cas , et même dans un grand nombre de cas , les caractères nécroscopiques du choléra-morbus ont cela de particulier qu'ils n'existent pas, qu'ils manquent, ou, ce qui revient au même , qu'ils ne sont pas visibles, C'est là le troisième résultat amené par une méditation approfondie. Passons au quatrième.

§ 15. — 4° « *Dans la plupart aussi , les lésions décrites n'offrent aucun caractère déterminé. Elles ne sont pas autres que celles qu'on observe après la mort venue à la suite de quelques maladies aiguës, de celles surtout qui se font remarquer par l'effrayante rapidité de leur marche et par la promptitude de leur meurtrière terminaison.* »

Ce qu'il y a de plus fâcheux assurément quand on a dit une absurdité, c'est de la répéter, et cela avec cette assurance imperturbable , ce suprême contentement de soi qui distingue tout particulièrement les médecins éclectiques : l'absurdité répétée ici c'est que, dans la plupart des cas , les caractères nécroscopiques n'offrent aucun caractère déterminé ; puis ensuite, comme pour couronner pompeusement cette lumineuse assertion, M. le rapporteur déploie toute la richesse , tout le luxe de ses expressions pour nous dire que dans toute maladie extrêmement aiguë les choses se passent de la même manière, c'est-à-dire, qu'au grand désappointement des anatomo-pathologistes , les caractères n'ont point de caractère déterminé : ainsi , toutes les fois que la rapidité aura été effrayante , toutes les fois que la meurtrière terminaison aura été prompte, ces messieurs seront forcés de se contenter, en fait d'anatomie pathologique, de lésions inappréciables. Ceci est le quatrième résultat auquel le rapporteur a été amené.

§ 16. — 5° « *On affirme généralement que plus la maladie*

était grave, c'est-à-dire, plus la mort est prompte, et moins étaient sensibles les lésions pathologiques observées après la mort. »

Tout en suivant la même idée, car il n'y en a qu'une, la nullité des résultats nécroscopiques, le rapporteur ne procède pas du simple au composé: il vient de nous dire, dans le paragraphe précédent, que plus la mort est prompte moins il y a de caractère déterminé dans les lésions, ici il nous apprend que, indépendamment de cette privation de caractère déterminé, plus la mort est prompte moins ces lésions sont sensibles, ce qui, dans son esprit, n'est pas probablement la même chose; ce qui ne revient pas au même, puisqu'un nouveau paragraphe a été jugé nécessaire pour exprimer cette particularité, puisqu'enfin cela nous a valu un cinquième résultat.

§ 17. — 6° *« L'intensité des lésions variables, trouvées après le choléra, a été souvent en raison directe de la marche de la maladie. »*

L'énonciation de ce jugement a un faux air d'exactitude qu'il importe de faire tomber, car c'est encore un des moyens que les hommes doués de quelque adresse ne manquent pas d'employer pour en imposer à ceux qui n'entrent pas dans l'analyse des idées. Pour établir une *raison directe* entre la marche d'une maladie et les lésions observées après la mort, il faut d'abord supposer un rapprochement possible ou du moins quelques points d'analogie entre cette marche et ces liaisons. Sans cette condition il n'y a pas plus moyen de trouver une raison directe qu'une raison inverse: or, ici, nous le demandons à M. Double, y a-t-il, hors de son esprit, quelque parité, quelques rapports même éloignés entre les deux termes de sa comparaison; d'un côté il y a ordre de phénomènes, série de symptômes bien reconnus, et unanimement retracés par les auteurs, de l'autre il y a résultats matériels, mais équivoques, inconstans, niés par les uns, reconnus par les autres; comment donc nous venir donner entre deux termes aussi disparates une raison directe? Quelle idée, en effet, pouvons-nous attacher à l'intensité de lésions variables, diverses, dénuées de caractère et même nulles dans la plupart des cas? Quelle est ensuite l'intensité de la marche qui répond à celle des lésions? Ce n'est pas tout, et ceci est plus important: une marche effrayante, grave et meurtrière est sans doute, suivant M. Double, une marche dont l'intensité est remarquable , quelle que soit d'ailleurs sa durée , car une durée donne de l'étendue mais point d'intensité; eh ! bien alors , en vertu de la raison directe, les lésions devraient être formelles, constantes, caractérisées ; en un mot, intenses. Ce n'est cependant pas ce qui arrive, car M. Double nous a dit plus haut que plus les accidens , dont la succession forme la marche, sont graves, effrayans, etc. , moins les lésions sont sensibles, moins elles ont un caractère déterminé, en d'autres termes , moins elles sont intenses. Que devient donc ici la raison directe ? Ou M. Double est tombé dans une contradiction énorme , et cela dans l'espace de quelques lignes; ou ce qu'il a voulu dire valait mieux que ce qu'il a dit , ce que j'aime à croire.

En résumé, cela nous prouve qu'il ne faut pas se laisser prendre aux formes de langage, et que sous l'apparence sentencieuse d'un axiome on peut trouver ou une contradiction ou un non sens.

§ 18 — 7° « *Un fait très-fréquemment constaté dans l'anatomie pathologique du choléra de l'Inde , c'est la matière crémeuse blanche que l'on retrouve à la surface de la membrane muqueuse.*»

L'expression d'un fait particulier n'est pas une conclusion , et quand ce fait est isolé, quand il n'a aucun rapport de causalité ; quand il ne peut jeter de lumière ni sur l'étiologie d'une affection , ni sur le développement et l'enchaînement de ses phénomènes , ni sur sa thérapeutique, ni sur sa nature, c'est un fait insignifiant, bon à noter si vous le voulez, mais qui , pour le moment, ne peut mener à rien d'utile. Nous voilà bien avancés , en effet, de savoir que dans le choléra de l'Inde on remarque très-fréquemment à la surface de la membrane muqueuse une matière crémeuse blanche.

Quand vous aurez constaté mille fois cette particularité dans l'anatomie pathologique du choléra, que ferez-vous , après tout, de cette matière crémeuse ? Notez, puisque vous en avez la patience ; que sur cinq cent quatre-vingt-dix cas vous avez remarqué trois cent trente-six fois de la matière blanche crémeuse ; faites répéter partout et avec la plus minutieuse exactitude ces lumineux calculs, faites de même pour tous symptômes en particulier ; que toute votre école s'amuse laborieusement pendant des siècles, à faire, comme on le dit, de cette médecine *arithmé-*

tique, qu'en résultera-t-il pour la science ? Je vous le demande, où voulez-vous en venir ? Qui le croirait ? Ce n'est pas seulement pour le choléra qu'on fait de semblables niaiseries ; mais des hommes attachés au service des grands hôpitaux, adoptent ces beaux systèmes, rétrécissent l'esprit des élèves et les invitent à poursuivre uniquement ces pauvres observations : on croit avoir répondu à tout lorsqu'on a dit c'est *un fait*, mais, déduisez-moi quelque chose de votre fait, et je lui trouverai quelque valeur.

Ceci est une digression, reprenons notre sujet.

Nous voici maintenant arrivés à la partie la plus intéressante peut-être du travail de M. Double : c'est ici que son esprit va briller de tout son éclat, c'est ici que le style va nous révéler l'homme tout entier. Tout à l'heure nous nous plaignions de la niaiserie de certains faits si laborieusement obtenus, maintenant nous allons sortir de cette ornière étroite et ingrate pour entrer dans un monde tout intellectuel et moral, pour voir tout à travers le prisme séduisant d'une haute métaphysique. En un mot, nous voici entrés dans la partie transcendante du sujet : *Favete linguis :* nous avons besoin de la plus profonde attention.

Qu'est-ce que le choléra-morbus, essentiellement parlant ? Aucuns ont cherché à définir cette maladie par le tableau de ses symptômes. M. Double a bien voulu trouver que le *choléra se trouve assez bien défini de cette manière* (parag. 9); mais c'était une pure concession de sa part, et il se réservait d'en donner plus loin une plus noble définition.

Qu'est-ce donc enfin que le choléra-morbus ? Que les sollicitudes du public soient tranquilles, que les faits soient contens, l'académie est heureuse de leur répondre que la définition est trouvée, et qu'ils n'ont qu'à jeter les yeux sur le paragraphe dix-neuf.

§ 19. « *Le choléra, quant à sa nature, est une maladie complexe, il est comme la* RÉSULTANTE *d'une altération profonde du système nerveux et d'un mode particulier de l'état catarrhal.* »

Audite populi ! là voilà cette définition tant promise. Vous pensiez peut-être que le choléra est une maladie simple, non, c'est une maladie complexe; c'est comme une *résultante* dont les phénomènes morbides suivront sans doute la diagonale d'un parallélogramme; c'est comme un point sollicité par deux

forces; ceci est tout mathématique. Reprenons : c'est comme
la résultante d'une altération profonde du système nerveux et
d'un mode particulier de l'état catarrhal!! En vérité, je le répète, on ne saurait trop admirer avec quelle profonde sagacité
on a su distinguer ainsi la nature essentielle du choléra-morbus;
que si vous êtes assez mal avisés pour demander en quoi con-
sistent les deux élémens de M. Double, c'est-à-dire, d'une part,
l'*altération* du système nerveux, et d'autre part, le *mode* particulier de l'état catarrhal, on pourra vous répondre que la
difficulté n'est pas reculée, comme vous le croyez, que la nature du choléra n'est pas ici définie par des inconnues, comme
vous le soupçonnez méchamment; enfin, on vous répondra
que par altération du système nerveux on entend un état autre
que l'état normal, et qu'en y joignant l'épithète profonde, on
vous indique de plus, pour votre instruction, que cet état est
profondément autre que l'état normal; que si, poursuivant vos
questions insidieuses, vous demandez en quoi consiste cet état
du système nerveux autre que l'état normal, on ne vous répondra plus rien, parce que vos questions deviennent inconvenan-
tes; c'est absolument comme si vous n'étiez pas satisfait du
diagnostic porté par un médecin qui vous dirait que tel malade a le pouls d'un homme qui n'est pas en bonne santé.

Voyons maintenant le second élément, c'est-à-dire, le mode
particulier de l'état catarrhal. Vous demandez en quoi consiste,
dans le choléra, le mode particulier de l'état catarrhal; eh! bien,
c'est encore comme pour le système nerveux : chez tout individu, il y a un état catarrhal régulier, normal, naturel, etc.;
dans le choléra-morbus, cet état catarrhal, ou muqueux, ou
coulant, comme vous voudrez, revêt un mode particulier, une
certaine manière d'être; sans doute, qui dit état, dit déjà manière d'être; mais en se servant du terme *mode*, et en y ajou-
tant surtout l'épithète particulier, on spécialise suffisamment
cet état nouveau, cet état autre que l'état ordinaire; et on vous
dit que, réunissant ses efforts à ceux de l'altération nerveuse,
il sollicite et produit la résultante, d'où choléra-morbus, car
enfin le choléra-morbus n'est autre chose que cette résultante.

Ainsi, il est entendu que s'il n'y avait qu'altération du système
nerveux et même altération profonde, il n'y aurait pas de choléra-morbus, pas même un demi-choléra-morbus; et de même

pour le mode particulier de l'état catarrhal qui, à lui seul, et sans le secours de l'altération nerveuse, serait incapable de constituer un choléra-morbus de bon aloi.

Les paragraphes suivans vont parfaitement développer ce beau point de doctrine, cette véritable conquête de l'esprit philosophique, comme vous allez voir :

§ 20. « *L'un et l'autre de ces élémens morbides sont suscepti-bles de dominer au point de réclamer plus particulièrement l'at-tention du médecin, suivant les complexions individuelles, les époques différentes de la maladie, etc.*

Vous voyez que les diverses proportions n'y font rien, et qu'il y ait un peu plus de l'élément nerveux, un peu moins de l'élément catarrhal, ou un peu plus de celui-ci, et un peu moins de l'autre, il y a toujours pour *résultante* le choléra-morbus ; quand il n'y aurait qu'une parcelle, qu'un atôme de l'un des deux élémens, cela suffi-rait, la résultante donnerait toujours le choléra-morbus. Notez en-suite ce que dit le paragraphe, que les choses se passent souvent de cette manière, que l'un et l'autre de ces élémens sont suscep-tibles de dominer au point de réclamer plus particulièrement l'attention des médecins, de sorte qu'alors il est d'autant plus besoin d'attention pour un élément, que cet élément est plus considérable, qu'il est plus en *saillie*, comme dira tout-à-l'heure M. Double, avec un singulier bonheur d'expression (parag. 22), et n'oubliez pas la dernière remarque du rapporteur, savoir : que les diverses proportions des élémens sont déterminées par les complexions individuelles et par les différentes époques de la maladie.

Poursuivons cette curieuse investigation.

§ 21. « *La prédominance de l'élément nerveux sur l'élément catarrhal, et réciproquement, changent principalement avec les pé-riodes de la maladie.* »

C'est ce que l'honorable rapporteur venait de dire à la fin du paragraphe précédent, en remarquant que les susceptibilités de domination dans les élémens, suivaient les époques de la maladie ; mais il était bien aise de répéter cette vérité, et c'est un para-graphe de plus, c'est encore une conclusion. Ainsi, répétons avec lui que les prédominances des élémens changent avec les périodes de la maladie, et voyons de quelle manière cela arrive :

§ 22. « *Dans la première période, c'est souvent l'affection ca-*

tarrhale gastro-intestinale qui l'emporte. Dans la seconde pé-
riode, les symptômes de l'affection nerveuse se montrent surtout
en saillie.

L'élément catarrhal, vous le voyez, est le plus alerte; c'est
celui qui domine le premier dans l'économie, et qui tient
d'abord dans l'ombre l'élément nerveux. Dans la seconde période, comme le remarque le rapporteur, les rôles changent:
l'élément catarrhal diminue, s'amoindrit et s'efface, et alors,
suivant le mot heureux de M. Double, c'est l'élément nerveux
qui se montre en *saillie.*

Mais nous serions trop heureux et presqu'aussi heureux que
l'académie, si les choses se passaient toujours ainsi, si de
grosses saillies existaient toujours, des saillies à frapper les
regards des moins clairvoyans. Le rapporteur va nous prouver
que les choses n'ont presque jamais lieu de cette manière.

§ 23. « *Presque toujours, cependant, les deux périodes s'unis-*
sent, se mêlent et se confondent; et avec elles se mêlent et se
confondent aussi les caractères phénoménaux des deux états pa-
thologiques; c'est là la maladie poussée à son plus haut point
d'intensité. Il est besoin de toute l'attention, de toute la sagacité
de l'observateur éclairé, pour saisir les nuances. »

Voyez-vous d'abord les deux périodes s'*unir*, se *mêler* et se
confondre, sans cesser d'être au nombre de deux, et ce qu'il y
a de plus fâcheux, c'est que les caractères phénoménaux (caractères qui, suivant M. Double, sont sans doute distincts des
périodes), se mêlent aussi, se confondent aussi, et cela *avec*
les périodes; or, c'est quand il y a un semblable mélange, une
semblable confusion, que la maladie, dit le rapporteur, est
poussée à son plus *haut point d'intensité*, et c'est alors, ajoute
M. Double, qu'il est besoin de toute l'attention, de toute la sagacité de l'observateur *éclairé* pour saisir les *nuances!* Bon
Dieu! je le crois bien qu'il faut de l'attention et de la sagacité!
Trois et quatre fois heureux l'observateur attentif, sagace et
éclairé, qui peut retrouver dans ce mélange et dans cette confusion des élémens, des périodes et des caractères phénoménaux! car enfin, il n'y a plus de saillies ici, tout est mêlé et
confondu : comment s'y reconnaître? En vérité, si le choléra
qui s'avance vers nous est de cette nature, il me semble que
nous autres médecins vulgaires, nous n'avons plus d'autre parti

à prendre qu'à nous résigner et à nous couvrir la tête de nos robes ; mais pour l'académie, elle s'estime heureuse de répondre tout cela aux sollicitudes du public.

§ 24. « *La maladie est naturellement très-grave ; les individus privés des secours de l'art succombent presque toujours. Les chances de salut sont d'autant plus grandes que le médecin a été appelé plus près de la période d'imminence de la maladie, ou de son début, quand la période d'imminence n'existe pas.* »

Si la maladie est *naturellement* très-grave, nous savons qu'elle n'est pas *naturellement* transmissible (parag. 7), c'est en quelque sorte une fiche de consolation.

Les individus privés des secours de l'art succombent presque toujours, dit le rapporteur. Si par secours de l'art, il entend les simples secours de l'humanité, les secours que tout homme a droit d'attendre de son semblable, j'admets pleinement son assertion; mais s'il entend par secours de l'art, l'emploi des agens pharmaceutiques, je nie que cela soit vrai, ou plutôt que cela soit constaté, et je prendrai mes preuves dans le corps même de son rapport, dans cette partie où l'on exprime le regret de ne posséder aucune observation exacte sur cette maladie *abandonnée à elle-même* (1). Remarquons en effet qu'il y a une très-grande différence entre une maladie abandonnée à elle-même, et un malade abandonné à lui-même; c'est une différence analogue à celle qui existe entre les secours de l'art proprement dit, c'est-à-dire, les secours fournis par l'arsenal pharmaceutique, et les simples secours prodigués par l'huma-

(1) Aujourd'hui je puis prendre mes preuves ailleurs : mes idées viennent d'être pleinement justifiées par ce qui a été dit à l'Académie (séance du mardi 11 octobre dernier)

Les médecins qui seuls peuvent parler pertinemment du choléra-morbus sont ceux qui, avec des lumières suffisantes et sans idées préconçues, ont été l'observer sur les lieux, et spécialement à Varsovie. Eh ! bien, il appert d'une communication intéressante, faite par l'un d'eux, M. le Dr Chamberet, dans cette séance, que les secours *héroïques* de l'art ont eu pour résultat *constant* d'augmenter d'une manière effrayante le nombre des morts, dans tous les hôpitaux où, par ordre du comité polonais, ces essais ont été tentés.

Il y a plus; un homme recommandable par ses lumières et par ses vertus, M. le Dr Kakowsky, médecin en chef de l'armée polonaise, a affirmé aux membres de la commission française, que bien certainement

nité. Je n'ai pas besoin d'insister, on conçoit mon idée ; je me borne à répéter que c'est émettre une proposition au moins hasardée que de dire que les individus privés des secours de l'art proprement dit succombent presque toujours, et cela, en laissant supposer qu'il n'en est pas de même des individus soumis à l'emploi des médicamens.

S'il était prouvé pour moi que les secours indiqués par la médecine augmentent les chances de salut chez les individus atteints du choléra-morbus, j'admettrais bien volontiers et comme conséquence naturelle, que les chances deviendront d'autant plus nombreuses qu'on aura plus tôt recours à ces moyens : mais je n'en ferais pas moins remarquer que le rapporteur s'est servi ici d'un langage fort étrange pour exprimer ses idées sur ce point : les chances de salut, dit-il, sont d'autant plus grandes que le médecin a été appelé plus près de *la période d'imminence* de la maladie, ou de son début quand la période d'imminence *n'existe pas.*

Analysons cela : avant le début de la maladie, avant les prodrômes, il y a donc une période d'imminence, et une période d'imminence qui peut, en certain cas, ne pas exister? En quoi consiste donc cette période d'imminence qui précède le début de la maladie? Si la maladie était autre chose qu'une résultante de mes deux élémens morbides, je concevrais qu'existant par elle-même et indépendamment de l'organisme, je concevrais qu'elle pût, à la manière d'un être nuisible, menacer l'individu pendant un certain laps de temps, j'admettrais qu'elle pût rester comme suspendue sur sa tête, et constituer ainsi un stade d'imminence; mais toujours est-il qu'alors l'individu ne serait pas encore malade, et que les secours de l'art devraient être diri-

---

il ne mourait pas plus de soldats parmi ceux dont la maladie était abandonnée à elle-même que parmi ceux qui recevaient les soins les les plus rationnels.

Ces renseignemens ont été donnés par M. Chamberet, à l'occasion d'une question faite par M. Double lui-même.

La mortalité était ordinairement de 50 pour 100 chez les individus qui n'étaient soumis à aucun traitement.

Que devient la conclusion de M. Double : que les individus privés des secours de l'art succombent *presque toujours?* Et voilà justement comme on écrit l'histoire.

gés non sur lui, mais hors de lui, de manière à écarter l'être nuisible, menaçant et *imminent*.

Ainsi, en admettant pour un instant les autres rêveries de ce correspondant de l'Institut, qui fait embarquer le choléra à bord des bâtimens, qui lui fait descendre le cours des fleuves, accompagner les caravanes, etc. etc., en admettant, dis-je, toutes ces belles choses, il pourrait réellement y avoir un temps d'imminence pour les nations comme pour les individus; mais, dans ces cas, faudrait-il encore, comme je le disais plus haut, non traiter les individus placés sous cette condition d'imminence, puisqu'ils ne seraient pas encore malades, mais attaquer directement le choléra-morbus, sans s'occuper des individus; raisonnement qui nous fait directement tomber dans l'absurde avec Messieurs les rapporteurs.

Je reprends : la maladie existe ou n'existe pas, et comme on ne fait pas de la médecine par prévision, je ne crois pas que médecin au monde ait assez d'outrecuidance pour se vanter d'avoir *guéri* les individus atteints du choléra-morbus à la période d'imminence : que si on voulait ici comparer sérieusement les fièvres d'incubation, certaines intermittentes, certains cas d'empoisonnement, d'infection, de contagion, etc. etc., et rappeler ce laps de temps qui s'écoule entre le moment où on a contracté le germe de la maladie et celui où les premiers symptômes se développent; je répondrais sérieusement que même pendant ce laps de temps on ne peut pas dire qu'il y ait période d'imminence, c'est-à-dire, *marche* morbide (περι-όδὸς), puisque au contraire il y a santé et que tout l'organisme est encore à l'état normal, bien que, matérielle ou immatérielle, la cause possible de maladie soit déjà dans l'individu (1). Mais ensuite pour le choléra, qui pourrait dire que les choses se passent même de cette manière? surtout lorsque le rapporteur a déclaré que naturellement, essentiellement et primitivement le choléra n'est pas *importable?* Cette période d'imminence est donc ici une abstraction, un être de raison; dans le langage ordinaire on se sert de ces expressions au figuré pour indiquer

(1) Je viens de lire dans la *Revue médicale* (cahier de septembre, p. 383) des réflexions fort judicieuses de M. Cayol, précisément sur cette question; je m'applaudis de m'être rencontré sur ce point avec un médecin d'un esprit aussi droit.

l'approche des événemens, il est à croire que M. Double, qui ne manque pas d'imagination, s'en est servi pour exprimer ce temps pendant lequel l'élément nerveux et le mode catarrhal sont en présence, mais non encore réunis, non encore entrés en action simultanée, de manière à produire la *résultante*, c'est-à-dire le choléra-morbus.

§ 25. « *Sur plusieurs des points que le choléra a ravagés, on a publié des résumés statistiques donnant le nombre relatif des malades, des morts et des guérisons, avec les chances numériques probables de chacune de ces terminaisons ; mais les données sur lesquelles ces résultats numériques reposent sont si vagues et si incomplets que nous ne voudrions pas prendre sur nous-mêmes la seule responsabilité de la citation.* »

Réserve très-louable assurément, bien qu'il s'agisse de médecine *arithmétique* : la responsabilité de la citation ! c'est quelque chose en effet ; aucuns auraient cru le poids très-léger, mais en vérité le fait eût été très-grave. On peut bien admettre que le choléra est tantôt sporadique, catastatique, etc., nos classiques l'ont signalé ainsi ; on peut admettre que le grand peintre de l'antiquité, Arétée, l'a parfaitement décrit ; on peut admettre qu'il est assez bien défini dans quelques symptômes ; on peut admettre encore qu'une méditation approfondie mène à sept espèces de résultats nécroscopiques fort insignifians, de résultats qui ne sont pas des résultats ; on pourra bien *citer* enfin (dans le corps du rapport) le Dr *Leo* qui dit n'avoir vu périr *aucun* des malades traités par le *bismuth*, tandis que le bismuth a tué vingt malades sur vingt-deux à l'hôpital de Bagatelle : tout cela n'engage à rien ; mais courir de gaîté de cœur la responsabilité d'une citation ! surtout après avoir admis la lourde responsabilité de la confusion des élémens, des périodes, des caractères phénoménaux, et cela en pleine académie ; on le conçoit, il n'y avait plus moyen d'accepter la plus petite surcharge de responsabilité, la responsabilité enfin d'une citation.

THÉRAPEUTIQUE. — Si, jusqu'à présent, nous avons consenti à plaisanter avec M. Double, si nous avons bien voulu rire avec lui de ses facétieux élémens, nous n'irons pas jusqu'à nous jouer des moyens thérapeutiques qu'il va nous proposer. On ne peut se le dissimuler : aux yeux de la société, le rapport n'a pas d'autre but que le but thérapeutique; l'académie a été consultée par l'autorité uniquement pour faire connaître les moyens qu'on doit opposer à cette redoutable épidémie; c'est exclusivement sous ce rapport qu'on a demandé des lumières à ce corps savant; nous devons juger sévèrement cette partie du travail, constater consciencieusement si cette mission a été dignement et loyalement remplie par le rapporteur.

Aucune force humaine n'obligeait l'académie à faire un rapport, si la nature des documens à elle envoyés, si l'état actuel de nos connaissances relatives au choléra-morbus ne permettaient pas, scientifiquement parlant, de faire un rapport.

L'académie a accepté cette mission; par l'organe de son rapporteur elle a été jusqu'à s'estimer heureuse d'être en état de répondre aux sollicitudes de la France. Cette démarche peut-être est plus inconsidérée qu'elle ne se l'est imaginé. Si l'académie en effet a laissé faire une œuvre ridicule, si elle a choisi pour ce travail l'homme le moins propre à son exécution, la critique médicale doit le signaler. Cette critique, toutefois, ne pourrait atteindre que faiblement chacun des membres en particulier; elle ne pourrait guère leur reprocher que légèreté, entraînement et confiance mal placée; mais pour Monsieur le rapporteur, qui a médité profondément le sujet, qui en a toujours soutenu la discussion d'un ton dogmatique, solennel et magistral, qui a fait dire à l'académie qu'elle s'estimait heureuse, et qui attend sans doute la récompense de ses mérites, il n'existe aucun motif de ménagement, nous devrons le juger à ses œuvres et à ses œuvres pratiques, c'est-à-dire, à la valeur de sa thérapeutique. Si donc, avec science et conscience, il propose nettement et sans phrases des moyens thérapeutiques clairs et précis, s'il cherche à tirer les praticiens d'embarras, s'il leur propose autre chose, par exemple, que de réchauffer les pieds de ceux qui les ont refroidis, nous serons les premiers à applaudir aux services qu'il aura rendus à la science et à la société; mais s'il nous paie de mots vides de sens, s'il cache sous des phrases sonores et pompeuses une nullité complète, si enfin, après nous avoir annoncé des merveilles, il finit par une véritable mystification; alors, alors, nous le disons d'avance, ou nous nous trompons fort, ou cela ressemblerait furieusement à du charlatanisme.

Reprenons la suite de nos commentaires :

§ 26. « *La logique des faits se réunit à la logique des doctrines
pour indiquer qu'on ne saurait assigner un traitement uniforme
et encore moins un remède spécifique applicable à tous les cas de
choléra ; les individualités qui modifient souvent d'une manière
marquée les états morbides, exigent que l'on modifie aussi en
conséquence les moyens thérapeutiques.*

La logique des faits se réunit à la logique des doctrines......
C'est encore là un bout de phrase à effet qui ne supporte pas
l'examen. La logique des doctrines, qui veut bien ici agir de
concert avec la logique des faits, est donc une logique distincte
de celle-ci? Il nous semblait à nous que le raisonnement et l'observation auraient suffisamment précisé les choses sans recourir à ce vernis de fine rhétorique; mais au reste on sait que,
depuis Bacon, il n'est plus permis d'attribuer au raisonnement
une autre logique qu'à l'expérimentation; on dit en général,
que la logique des faits est pressante, mais c'est précisément
parce qu'il n'y a pas de logique des faits, parce que avec les
faits il n'y a pas moyen de raisonner, parce que les faits sont
inflexibles, et qu'à tort ou à raison ils suivent nécessairement
leur cours; et quant à la logique des doctrines, elle n'est pas
une, mais multiple, mais variable comme les doctrines, et dans
aucun cas d'ailleurs cette logique n'a la prétention de se séparer
des faits, elle s'appuie au contraire sur les faits, et à défaut de
faits expose en fait ses propres erreurs. C'est donc user d'un
ecclectisme absurde, que de prendre d'un côté un peu de logique des doctrines, de l'autre un peu de logique des faits, et de
cette logique mixte, de ce juste milieu, constituer une indication thérapeutique.

Maintenant, pour ce qui est d'un remède spécifique applicable à tous les cas de choléra-morbus, il n'est pas nécessaire de
recourir à la double logique pour être convaincu qu'il n'en
existe pas.

Il suffit pour cela de faire un appel au simple bon sens; mais
quant aux succès d'un traitement uniforme pour le fond, bien
que je n'y croie pas, car je pencherai plutôt pour ne rien faire,
c'est une autre question ; un traitement de cette nature ne me
paraît pas logiquement repoussé par M. Double, car ce traitement n'est réellement pas en opposition avec sa doctrine, et
lui-même se chargera de le prouver tout-à-l'heure quand il

montrera d'une part (paragr. 28), qu'il a dans *tous* les cas une indication *capitale* et *dominante* à remplir ; d'autre part, qu'il faut attaquer l'élément catarrhal (paragr. 29), et enfin combattre les symptômes secondaires prédominans.

N'y a-t-il point la matière à un traitement assez uniforme?

§ 27. « *Les seuls conseils généraux que l'on puisse exprimer sur ce point , doivent se résumer en indications cliniques.* »

Quand il s'agit de conseils thérapeutiques, que ces conseils soient généraux ou particuliers, seuls ou multiples, c'est toujours en indications *cliniques* qu'il faut les résumer, car c'est pour des malades, j'imagine, que le travail est fait. Quelles sortes d'indications pourrait donc nous donner M. Double, si ce n'est des indications cliniques? Mais je ne veux pas le tourmenter sur ce point , il suffit qu'il promette des indications cliniques, cela nous fait supposer qu'il va enfin entrer dans la partie pratique, dans la partie d'application , qu'il va enfin éclairer ses confrères sur le traitement du choléra-morbus.

Indications cliniques ! Je répète ce mot avec plaisir! Que des cas de choléra-morbus se présentent maintenant dans le cours de notre pratique , nous n'aurions qu'à consulter le travail de M. Double , section de thérapeutique , nous sommes sûrs d'y trouver des indications cliniques. Voyons donc ces indications cliniques.

§ 28. « *Ranimer l'innervation , en rendre la distribution plus uniforme et plus régulière , exciter , réchauffer les surfaces refroidies de la peau : telle est l'indication capitale, dominante, à remplir dans le traitement du choléra épidémique.* »

Je sais bien comment en général on parvient à réchauffer les surfaces refroidies de la peau , mais du moins c'est une indication précise , et bien qu'il n'ait pas fallu un grand effort de génie , une méditation approfondie , des recherches immenses et toutes les choses énoncées dans le prologue de M. Double pour faire cette découverte , j'estime que c'est un bon conseil que d'inviter à réchauffer les pieds lorsqu'ils sont refroidis , et d'ailleurs c'est le conseil de Rabelais qui ajoute de se tenir en joie et de boire frais. Je ne pousserai cependant pas la bonhomie jusqu'à prendre cela pour l'indication capitale et dominante à remplir dans le traitement du choléra-morbus ; c'est donc la bonne direction à donner à l'innervation qui forme

***

cette indication : il faut, dit M. Double, rendre la *distribution* de cette innervation plus *uniforme* et plus *régulière ;* mais voilà qui ressemble au commencement d'une mystification, et je ne suis pas ici disposé à plaisanter ; il s'agit d'un traitement tracé par le rapporteur d'une académie royale de médecine pour arrêter les progrès d'une terrible maladie, d'une maladie qui menace la France entière ; je suis plutôt disposé à m'indigner, quand je vois ce grave rapporteur nous proposer de sang froid de donner à l'innervation une distribution plus uniforme et plus régulière, et appeler cela l'indication capitale et dominante à remplir. Mais, savez-vous ce que c'est que l'innervation avant de vous mêler d'en régler le cours ? Savez-vous ce qui est distribué dans ce que vous nommez innervation ? Pour vous, comme pour nous, tout n'est-il pas mystère dans cette innervation ? Et vous appelez indication clinique votre rêverie de lui donner une distribution, uniforme et régulière ! et vous proposez cela à vos confrères de Paris et des départemens !

Ah ! M. Double, M. Double, les expressions me manquent pour vous rendre tout ce que j'éprouve.

Voyons la seconde indication clinique, peut-être serons-nous plus heureux :

§ 29. *Attaquer en même-temps l'élément catarrhal à l'aide des moyens dont l'expérience a consacré les heureux résultats, constitue une autre médication analytique qui n'a guère moins d'importance.* »

Encore plus fort ! Comment, vous osez nous proposer d'attaquer votre élément catarrhal ; passe pour avoir fait jouer un rôle ridicule à cet élément dans la composition de la nature essentielle du choléra-morbus : c'était un jeu d'imagination ; mais qui aurait pu croire que le jeu tirerait à conséquence, qu'après nous avoir endoctrinés, joyeusement à la vérité, en fait de nature essentielle, vous pousseriez la bouffonnerie jusqu'à ramener votre élément dans la thérapeutique de cette maladie, que vous nous proposeriez enfin d'attaquer séparément, et sans doute pour en avoir meilleur marché, l'élément catarrhal ? Mais l'élément nerveux, pourquoi le dédaigner, lui ? Est-il donc si bénin, cet autre élément de la résultante, qu'il ne faille pas s'en occuper ? Il paraît que l'élément catarrhal est le seul redoutable, il faut l'attaquer ! Eh ! bien, soit : par quels moyens faut-il l'attaquer ? M. Double à coup sûr va nous les indiquer ; car ceci est une indication clinique : il faut l'attaquer , dit-il, à l'aide des moyens........ Enfin , nous allons connaître ces moyens ; attendez, n'interrompez pas le rapporteur : à l'aide des moyens dont l'expérience a consacré les *heureux* résultats ! !

Or, voulez-vous savoir quels sont les moyens que le corps du rapport indique, moyens dont l'expérience, suivant la conclusion, aurait consacré les *heureux* résultats ? La panacée des Anglais, le *calomel* pour attaquer l'élément catarrhal ! ! Le rapporteur l'a placé *en première ligne* (1). Arrive ensuite l'*alcoolat de menthe ,* formule tombée de Batavia dans la poche de M. Reveillé-Parise, et l'*oxide de bismuth ,* le tout pour la bonne distribution de l'innervation ! ! L'oxide de bismuth qui a tué 20 malades sur 22 sous les yeux de la Commission française ! Ces moyens sont donnés comme *principaux* dans le corps du rapport, les autres ne sont indiqués qu'à *titre d'auxiliaires.* N'avais-je pas annoncé que la mystification serait complète ?

Le rapporteur, après ce beau coup, s'applaudit et se rengorge dans une petite péroraison : c'est ce qui constitue , dit-il, une *médication analytique* et *importante.* Dites à présent que les corps savans ne sont pas utiles, qu'ils ne sont pas indispensables à la société ! On vient de vous indiquer la médication capitale, dominante, analytique , importante , etc., on va vous donner la médication secondaire ou symptomatique. Vous allez voir :

§ 3o. « *Combattre enfin les symptômes en raison de leur urgence, de leur prédominance relative : voilà l'indication secondaire ou symptomatique : celle-ci ne veut pas plus être négligée que les autres.* »

Si M. Double n'avait connu que les ymptômes du choléra-morbus, il ne nous aurait donné que des indications symptomatiques et secondaires. Pauvre médecine, que la médecine symptomatique ! Mais comme il a pénétré la nature intime de cette affection , comme il en a fait une analyse savante, il a pu nous donner d'abord la médication capitale et analytique. Nous savons ce que nous devons penser de cette médication, voyons l'indi-

(1) Lorsqu'on abandonne les cholériques à eux-mêmes, il en périt environ 5o sur 1oo ; lorsqu'on emploie le calomel il en périt 6o. Ce que c'est que savoir attaquer l'élément catarrhal !

cation secondaire, car cette indication, toute secondaire qu'elle est, ne laisse pas d'avoir des prétentions, elle *ne veut pas* plus être négligée que l'autre, au dire du rapporteur.

Ainsi donc, vous saurez que les sypmtômes du choléra sont plus ou moins *urgens*, qu'ils prédominent plus ou moins; vous aurez en conséquence à les combattre à mesure qu'ils leveront la tête, et cela sans balancer. Mais comment? Par quels moyens? Ah! ceci rentre dans la mystification : ces moyens, M. Double va vous dire de les demander à l'expérience; non, je me trompe, ces moyens vous seront indiqués dans le paragraphe qui va suivre; lisez :

§ 31. « *Les moyens capables d'atteindre ce triple but varient suivant les individus. Il n'est donné qu'à la lumineuse pénétration, et qu'au tact exercé du médecin, de s'élever aux applications qui appellent le succès.* »

Maintenant vous en savez tout autant que l'inventeur, vous pouvez marcher tout seul, et s'il vous tombe par hasard un cholérique entre les mains, dites-vous aussitôt : j'ai un *triple* but à atteindre : 1° je vais distribuer uniformément et régulièrement l'innervation, rien de plus facile; quant aux moyens, je ferai en sorte de les trouver moi-même; 2° je vais attaquer mon élément catarrhal; les moyens je les connais, ce sont tout simplement ceux dont l'expérience a consacré les heureux résultats, rien de plus facile encore à trouver; 3° enfin, à mesure que je remarquerai qu'un symptôme veut prédominer, veut s'élever au-dessus des autres, en un mot veut se mettre en saillie, je l'attaquerai, je le combattrai; voilà tout, voilà le *triple* but. Maintenant pour les succès c'est une autre question, comme dit le rapporteur, il n'est pas donné à tout le monde *de les appeler*, ou du moins si on les appelle, ils ne répondent pas à tout le monde. L'académie est heureuse d'annoncer aux sollicitudes du public que le commun des médecins pourra faire des applications, mais qu'il y a applications et applications, et que si on veut des applications qui appellent les succès, il faut s'adresser à la lumineuse pénétration et au tact exercé, car, comme il vient d'être dit, *il n'est donné qu'à la lumineuse pénétration et qu'au tact exercé de s'élever aux applications qui appellent les succès.*

Telles sont les indications chimiques données par M. Double, tel est le résultat pratique de ses élucubrations métaphysiques, de ses recherches laborieuses, de son examen prolongé des documens péniblement réunis (paragr. 1.), de son étude approfondie des auteurs, de son analyse raisonnée et critique des faits nombreux rassemblés à grande peine sur ce sujet, etc.; en un mot, voilà l'œuvre du rapporteur, voilà l'homme, il est jugé. Jamais il ne pourra se laver du ridicule que ce rapport a déversé sur lui, et les paragraphes suivans ne sont pas propres à faire oublier ses pasquinades scientifiques. et son *triple* galimathias.

§ 32.—« *Le choléra qui nous occupe est remarquable et redouté par-dessus toute autre maladie en raison des funestes extensions qu'il a prises.* »

C'est encore une de ces choses que l'académie est heureuse de répondre aux sollicitudes du public; maintenant, pour rassurer tout-à-fait ces sollicitudes, et pour la plus grande satisfaction des amateurs d'itinéraires, nous allons avoir une idée précise des extensions prises par le choléra, au moyen du paragraphe suivant; si, cependant, on n'est pas encore satisfait, nous pourrons renvoyer les amateurs au rapport de M. Moreau de Jonnès; M. Moreau connaît le choléra aussi bien que la fièvre jaune, bien qu'il n'ait jamais vu ni l'un, ni l'autre, et, d'ailleurs, il est rapporteur du conseil supérieur de santé !

§ 33.—« *A partir de la fin d'août* 1817 *jusqu'à ce jour, le choléra, né dans le delta du Gange, s'est étendu depuis le Bas-Bengale, son berceau, jusques à l'île Maurice et à l'île Timor, près de la Nouvelle-Hollande, dans la direction du sud. Vers le levant il s'est manifesté à Kussuchou, ville russse à l'est de Pékin, et à Pékin même. Du côté du nord il a gagné les frontières de la Sibérie et Astracan jusques à Archangelsk. Enfin, au couchant, il a attaqué Moscou, St.-Pétersbourg et toute la ligne qui s'étend de Dantzig à Olmutz ; et, s'abaissant un peu vers le sud, il s'est établi au cœur de la Pologne, à la suite des masses russes qui couvrent le pays. Cette portion entière du globe équivaut à quatre-vingt-cinq degrés de latitude et à cent degrés de longitude au moins.* »

Le paragraphe suivant n'est que le supplément de celui-ci :

§ 34.—« *La maladie a donc envahi successivement une immense étendue de pays : suivant toutes les plages de l'horizon, pendant des saisons opposées et dans des climats bien dif-férens. »*

L'horizon n'a point de plages; mais, peu importe, c'est un aperçu rapide des extensions du choléra-morbus; je le ré-pète, tout cela est encore bien plus curieux dans le livre de M. Moreau de Jonnès, sans parler des superbes cartes qu'on y trouve.

§ 35. — « *La cause essentielle du choléra-morbus est incon-nue ; les principales causes déterminantes sont : l'humidité com-binée tantôt au chaud et tantôt au froid, la fréquence des va-riations atmosphériques, les grandes agglomérations d'hommes, les campemens et les marches des corps considérables de trou-pes, les excès de table, la débauche, la malpropreté, la mi-sère, l'habitation des lieux bas et humides, des demeures mal ventilées ou encombrées, soit d'hommes, soit d'animaux, les violentes agitations de l'ame, les alimens et les boissons de mauvaise qualité, de difficile digestion et facilement fermen-tescibles. »*

C'est l'académie, il faut lui rendre justice, qui a voulu que la cause essentielle du choléra fût inconnue; M. Double avait été moins difficile, et, à la manière des nosographes qui vous placent en tête de chaque maladie, une éternelle et banale série de causes bien connues, telles que vicissitudes atmos-phériques, humidité, débauche, malpropreté, misère, agita-tions de l'ame, etc., etc., M. Double avait dit, causes du cho-léra : vicissitudes atmosphériques, humidité, débauche, mal-propreté, etc., etc. Pourquoi l'académie n'a-t-elle pas ainsi modifié tous les paragraphes, pourquoi a-t-elle permis qu'avec des riens on voulût faire quelque chose?

§ 36. — « *Encore que le choléra dont nous venons de tracer l'histoire soit primitivement, essentiellement épidémique, on doit cependant inférer des faits que, dans certaines circon-stances, il a pu se propager par migration de personnes ; et quand ces faits n'auraient de valeur que pour suggérer des soupçons ou faire naître des doutes, un devoir sacré obligerait encore de s'y arrêter, d'ordonner des mesures et de prendre des précautions en conséquence : ainsi le veut la prudence des nations. »*

On a remarqué, dans l'académie, comme un véritable progrès de l'esprit humain, que le rapporteur d'un corps savant et privilégié ait émis des doutes sur la nature contagieuse d'une grande épidémie; je suis tout prêt à applaudir à ce progrès, et, pour ma part, je félicite bien sincèrement le rapporteur de n'avoir pas dit qu'il résulte des faits, que, dans certaines circonstances, le choléra-morbus s'est propagé par migration de personnes, mais bien qu'il *a pu* se propager par migration de personnes; c'est un juste milieu qui, tout progressif qu'il est, ne donne pas une grande responsabilité. Ainsi, nous l'admettons, il y a doute, mais ce n'est pas un de ces doutes dans lesquels le sage est en droit de dire *abstiens-toi*; ici le sage aurait tort, et M. Double le prouve en déclarant que la sagesse des nations dit ne *t'abstiens pas*; aussi la société ne s'est-elle pas abstenue d'avoir des sollicitudes, et l'autorité ne s'est elle pas abstenue de lui demander un million pour répondre à ses sollicitudes.

3me et dernier paragraphe. « *On peut se préserver du choléra-morbus en se tenant à l'abri des causes qui le produisent.* »

Ce paragraphe était l'avant-dernier, je l'ai placé le dernier: M. Double me le pardonnera, c'était dans son propre intérêt, c'était afin de couronner dignement son œuvre, afin de conserver aux lecteurs un morceau pour la bonne bouche. J'ai voulu que M. Double finît par une *vérité vraie.* Quoi de plus vrai, en effet, que de dire qu'on se préserve d'une maladie en se tenant soigneusement à l'abri des causes qui la produisent, que les causes soient connues ou qu'elles soient inconnues? M. Double a donc ici parlé d'or; aussi de toutes ses indications chimiques est-ce celle que je préfère; il est fâcheux, cependant, que l'académie l'ait forcé de reconnaître que la cause essentielle du choléra-morbus est inconnue; ce qui fait peut-être rentrer encore cette indication dans le genre des indications de la mystification thérapeutique; mais, peu importe: considérée d'une manière absolue, la proposition est vraie, et M. Double, comme je le disais, a fini par une vérité incontestable.

Ici se terminent mes commentaires; mais, avant de quitter le lecteur, je lui dois un petit récit de ce qui s'est passé le lundi 3 octobre à l'Institut.

M. Cuvier, secrétaire perpétuel de l'Académie des sciences, tourmenté sans doute aussi par les sollicitudes du public, a demandé à la commission chargée de recueillir et d'examiner tous les travaux et documens relatifs au choléra-morbus, si elle s'occupait enfin de faire un rapport à ce sujet, et si ce rapport serait bientôt prêt; le président de cette assemblée, M. Duméril, a répondu, au nom de la commission, qu'en raison de l'état actuel des connaissances médicales et de l'incohérence de tous les documens relatifs au choléra-morbus, il serait absurde de tenter de faire un rapport sur cette épidémie, et qu'en conséquence la commission ne ferait pas ce travail.

L'académie royale de médecine n'a pas pensé comme l'académie royale des sciences, elle a chargé M. Double de faire un rapport sur le choléra-morbus; M. Double a fait ce rapport, j'en ai examiné les conclusions.

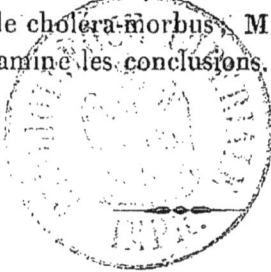

DU MÊME AUTEUR, SOUS PRESSE POUR PARAÎTRE INCESSAMMENT :

Examen médico-philosophique des diverses opinions émises sur l'Hypochondrie et sur l'Hystérie, ouvrage couronné par la Société royale de Médecine de Bordeaux, dans sa séance publique du 20 novembre 1830.

IMPRIMERIE DE FIRMIN DIDOT FRÈRES,
RUE JACOB, N° 24.

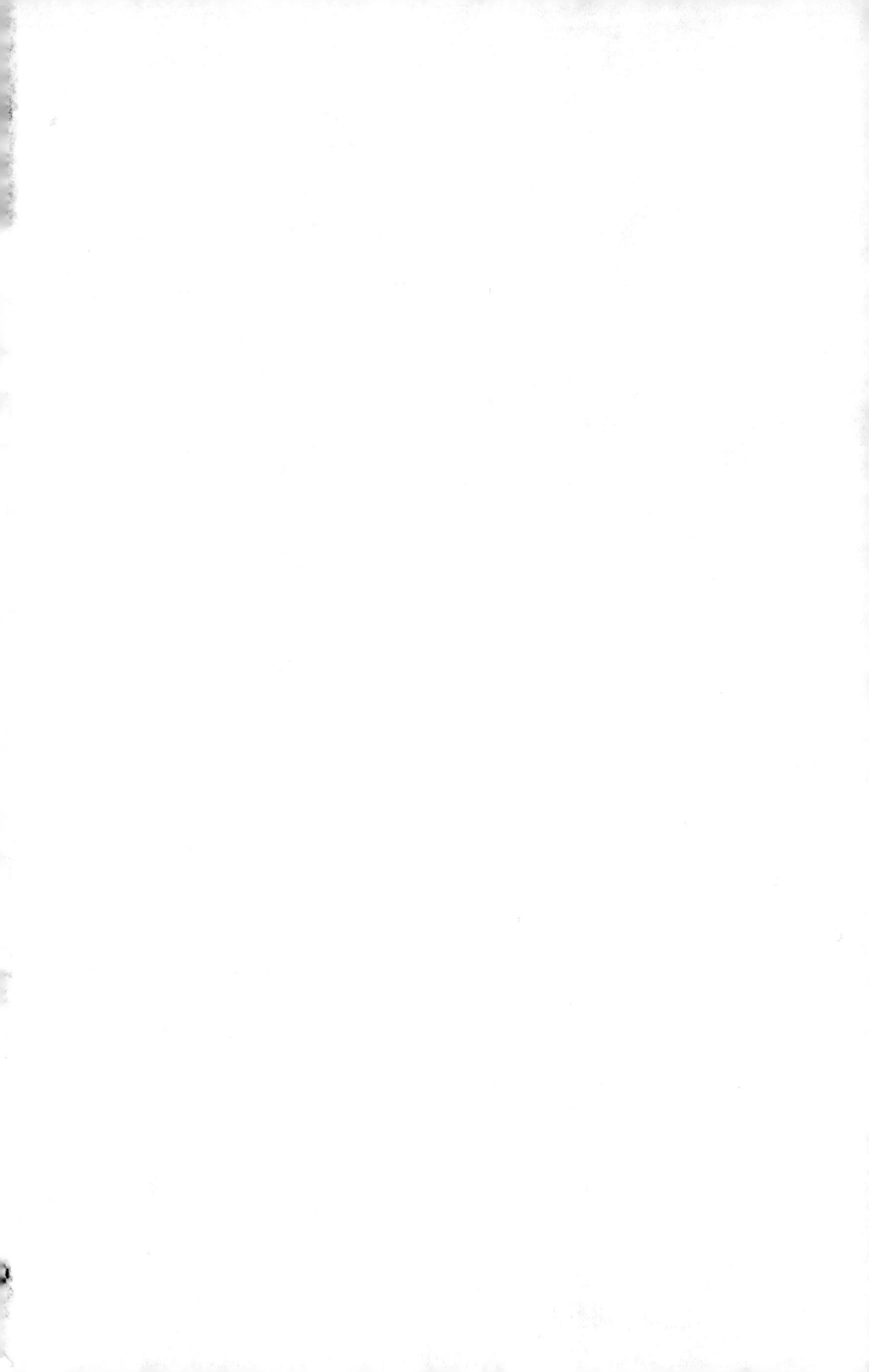

www.ingramcontent.com/pod-product-compliance
Lightning Source LLC
Chambersburg PA
CBHW071437200326
41520CB00014B/3738